ASSOCIATION FRANÇAISE
POUR L'AVANCEMENT DES SCIENCES

Congrès de Lyon, 2-7 août 1906

THÉRAPEUTIQUE SPÉCIFIQUE

DE LA

TUBERCULOSE

Communication faite le 4 août 1906

PAR

Le Professeur MARAGLIANO

(DE GÊNES)

PARIS

A. POINAT, ÉDITEUR

(PUBLICATIONS MÉDICALES ET SCIENTIFIQUES)

12, Rue Jacob, 12

1906

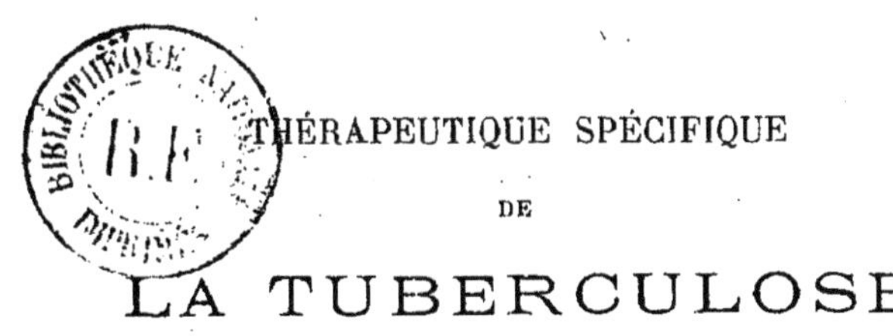

THÉRAPEUTIQUE SPÉCIFIQUE

DE

LA TUBERCULOSE

ASSOCIATION FRANÇAISE
POUR L'AVANCEMENT DES SCIENCES

Congrès de Lyon, 2-7 août 1906

THÉRAPEUTIQUE SPÉCIFIQUE

DE LA

TUBERCULOSE

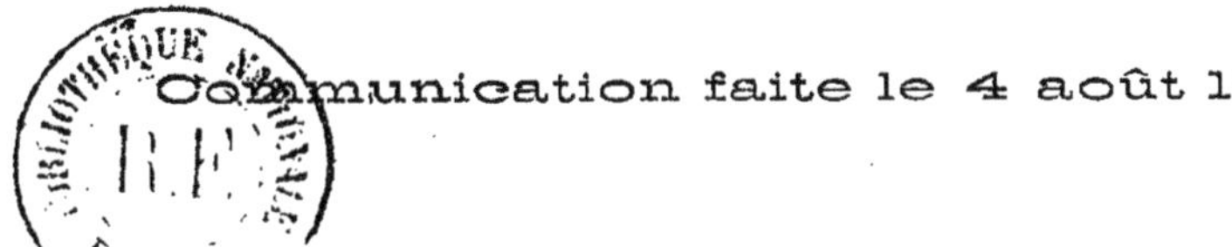

Communication faite le 4 août 1906

PAR

Le Professeur MARAGLIANO

(DE GÊNES)

PARIS

A. POINAT, ÉDITEUR

(PUBLICATIONS MÉDICALES ET SCIENTIFIQUES)

12, Rue Jacob, 12

1906

THÉRAPEUTIQUE SPÉCIFIQUE

DE LA

TUBERCULOSE

Communication faite le 4 août 1906

PAR

Le Professeur MARAGLIANO
(*De Gênes*)

Messieurs et chers Collègues,

Notre éminent Président, mon cher ami le professeur Teissier, a voulu que je parle ici de la thérapeutique spécifique de la tuberculose, surtout au point de vue clinique.

J'ai accepté avec reconnaissance cette invitation faite avec une courtoisie exquise, dénotant un sentiment de justice envers moi, dont j'ai été profondément touché.

Il y a justement aujourd'hui onze ans, dans cette classique terre de France, si chère à mon cœur d'Italien et à mon esprit de savant, je donnais à Bordeaux les premiers résultats de mes études sur la thérapeutique spécifique de tuberculose. Ce jour-là j'avais annoncé qu'il était possible d'immuniser les animaux contre la tuberculose; que dans l'organisme de ces animaux immunisés il y avait des matériaux spécifiques de défense; que ces matériaux de défense pouvaient être transportés, de l'organisme animal qui les avait produits, dans l'organisme d'un autre animal et même dans celui de l'homme; que ces matériaux de défense pouvaient exercer une action thérapeutique sur la tuberculose des animaux et de l'homme et qu'ils pouvaient même la guérir.

Il s'agissait des faits qui étaient en opposition frappante avec les convictions dominantes : l'annonce étonna d'abord le monde des savants et des praticiens : après quoi, tout de suite, comme cela était naturel, elle soulevait des méfiances. Il s'agissait d'une révolution dans un argument qui intéresse au plus haut degré la science et l'humanité, et cette révolution provenait des études d'un travailleur modeste qui n'appartenait pas aux milieux savants autorisés des grands centres scientifiques, qui seuls dans l'opinion universelle devaient avoir le privilège des grandes découvertes.

Ce jour-là, pourtant, la question de la thérapeutique spécifique de la tuberculose avait été carrément posée, et depuis lors, plusieurs éminents travailleurs se mirent à l'étudier. Les recherches expérimentales et les publications sur l'argument sont maintenant innombrables, et aujourd'hui, sans se rappeler du modeste travailleur qui les avait annoncées le premier, les vérités scientifiques sur lesquelles repose la thérapeutique spécifique de la tuberculose, annoncée par moi à Bordeaux en 1895 sont acceptées.

L'immunisation des animaux contre la tuberculose est officiellement admise, comme
aussi l'existence des substances défensives
spécifiques dans le milieu organique des animaux traités, et l'on annonce depuis quelque
temps d'une façon solennelle l'imminent débit
de ces moyens spécifiques par des bactériolo-
gistes très autorisés.

C'est donc un noble et très élevé sentiment
de justice qui a poussé votre bureau à m'appeler ici aujourd'hui pour exposer le résultat
de mes études sur cette question, onze ans
après l'annonce des premiers résultats. Il a
voulu ainsi se rappeler du travailleur modeste
qui a consacré son existence à la lutte
contre la tuberculose, soit au point de vue
expérimental, soit au point de vue clinique.
Je vous en remercie, Messieurs, de tout mon
cœur.

La thérapeutique spécifique de la tuberculose a désormais des bases scientifiques solides.
*L'existence des matériaux spécifiques antituber-
culeux est aujourd'hui bien arrêtée*, et, permet-
tez-moi encore de le rappeler, a été démontrée
par moi la première fois, à la suite des études
dont je communiquais les résultats à Bordeaux
au mois d'août 1895. Je le répète, parce qu'on
fait actuellement une confusion dans les dates,
et l'on donne à MM. Behring et Knorr une
priorité qui me revient évidemment.

En voici la preuve très évidente et très
claire : le 12 août 1895, j'annonçais au Congrès l'existence de ces substances défensives
spécifiques, que j'ai appelées du nom géné-
rique *d'antitoxines tuberculaires*. Je ne donnais

pas seulement une nouvelle ; j'exposais les résultats très détaillés de mes recherches sur différentes espèces d'animaux, du cobaye à l'homme, avec le compte rendu clinique sur l'application de ces substances à la thérapeutique de la tuberculose humaine. Tout le texte de ma conférence faite ce jour-là démontre que, depuis longtemps, mes études avaient été commencées ; il ne s'agissait pas d'une simple annonce, d'une communication préalable, comme l'on dit, mais de l'exposé d'une série de recherches complexes, exécutées dans mon laboratoire et ma clinique.

J'ajoutais que la capacité de l'antitoxine *d'anéantir l'action de la tuberculine était, au point où mes recherches étaient arrivées, le moyen le plus efficace pour juger de sa puissance thérapeutique.*

Eh bien ! le 19 septembre de la même année 1895, M. Behring publiait une conférence sur la sérumthérapie en général, où il s'occupait presque exclusivement de la diphtérie. Mais à la fin tout à fait de sa conférence, il ajoutait quelque chose à propos de la possibilité de l'existence *d'antituberculines* dans le sérum du sang des individus injectés avec la tuberculine, substances qu'il aurait trouvées en travaillant avec Knorr, même dans le sang des cobayes inoculés de tuberculose. Il disait que M. Wernicke, dans le cours de l'année 1895, d'après son conseil, avait recherché si, dans le sang des personnes traitées avec la tuberculine, il y avait une antituberculine et que la recherche avait été positive ; il ajoutait que lui-même, travaillant avec M. Knorr, avait vu que, dans le sang du cobaye injecté avec la

tuberculine, il y avait aussi une antituberculine.

Depuis cette époque M. Behring a gardé le
silence pendant plus de deux ans et après a
parlé une autre fois de la tuberculose, et
aussi incidemment dans un discours à Madrid,
le 12 avril 1898, à l'occasion du Congrès de
l'hygiène et de la démographie.

Dans ce discours, il s'occupe d'une foule de
choses diverses, pour dire à un certain point
que *le sérum des mammifères contient sûrement
une antitoxine tuberculeuse*, mais que cette
antitoxine n'est pas applicable au traitement
de la tuberculose ni chez l'homme, ni chez
les animaux, et il parle des études qu'il a
faites pour obtenir un poison très énergique,
qui puisse donner aussi une antitoxine très
énergique. De mon côté, au contraire, depuis
la conférence de Bordeaux, je n'ai cessé à
aucun moment de publier les résultats de
mes études, et au moyen de ces publications
les détails donnés à Bordeaux furent éclaircis
complètement, au point de vue expérimental
et clinique. Et tandis qu'à Madrid, Behring
parlait encore très vaguement de ces questions,
mes publications avaient déjà fourni une
série de connaissances importantes : la méthode pour la production de ces matériaux de
défense spécifique, celle pour les démontrer;
celle pour les mesurer; leur action dans le
milieu organique des animaux sains et malades, l'homme compris; leur action thérapeutique, les conditions et les limites dans
lesquelles cette action thérapeutique peut
s'exercer. Mon rapport fait en août 1898, à
Paris, au Congrès de la tuberculose, donne un

résumé de tout ce que moi et mes élèves nous avions fait jusque-là sur ces divers arguments. Après tout cela, Messieurs et chers Collègues, je crois pouvoir à bon droit réclamer une priorité qui ne pourra jamais m'être contestée : je la réclame avec toute confiance ici. dans le pays de *la justice* : en France !

On obtient les substances spécifiques antituberculeuses, comme il ressort de toutes mes publications, en introduisant dans le milieu organique des animaux sains des matériaux tuberculeux.

Je les ai obtenus d'abord par l'injection de tous les poisons tuberculeux, c'est-à-dire ceux qui se trouvent dans le protoplasme bacillaire et ceux qui, sécrétés par les bacilles se trouvent dans le milieu où ils vivent. J'avais déjà, dès cette époque, la conviction que la puissance pathogénétique des bactéries dépend de leurs poisons; conviction qui pour ce qui regarde une grande partie des bactéries et surtout celle de la tuberculose, était en opposition avec les idées jusqu'alors dominantes.

Je le rappelle, Messieurs, parce qu'une des objections préliminaires que l'on avait faite à mes études venait justement de l'idée que les poisons bactériens pouvaient déterminer la production des substances antitoxiques, mais pas des substances antibacillaires au vrai sens du mot : c'est-à-dire des anticorps. Aujourd'hui on sait que les poisons du protoplasme bacillaire peuvent donner lieu aussi à la production des substances antibacillaires.

J'ai obtenu aussi les substances spécifiques antituberculeuses moyennant l'injection des cadavres de bacilles desséchés, et ensuite aussi avec la pulpe bacillaire, le suc amicrobique qu'on peut obtenir des bacilles vivants par mon procédé.

Le suc bacillaire est toxique pour les animaux auxquels on l'injecte et engendre chez eux la production des substances antituberculeuses.

On peut aussi avec l'injection des bacilles vivants produire des substances antituberculeuses (j'en ai obtenu), mais j'estime qu'on ne doit jamais s'en servir pour l'homme dans un but thérapeutique, ni dans un but d'immunisation des animaux, parce qu'on n'arrivera jamais à introduire dans le milieu organique de l'homme des substances tirées d'un animal injecté avec des bacilles vivants.

Jusqu'à ces derniers temps plusieurs travailleurs et surtout Behring étaient convaincus que seulement avec les bacilles tuberculeux vivants il était possible d'obtenir des substances antituberculeuses actives. Et seulement dernièrement, d'abord *Baumgarten*, puis *Behring et son ecole* ont enfin reconnu que les bacilles vivants ne sont pas nécessaires et qu'on peut arriver au même résultat avec les bacilles morts, tout à fait comme je l'avais annoncé depuis longtemps. Ils n'ont rappelé en cette occasion ni mon nom, ni mes travaux, mais enfin ils ont bien dû en revenir à mes idées.

Les substances spécifiques antituberculeuses sont le produit de la lutte de l'organisme contre les poisons du bacille de Koch, comme il arrive dans la défense de l'organisme contre les autres bactéries pathogènes.

On les trouve dans les humeurs de l'orga

nisme et surtout dans le sérum du sang; mais ils ne sont pas un produit des humeurs, ils proviennent des éléments cellulaires, et c'est des éléments cellulaires qu'ils passent dans les liquides organiques. Nous avons démontré par les recherches de mon élève Figari, que ces substances se trouvent surtout dans les leucocytes, comme il résulte de sa publication parue en 1903.

Mais elles se trouvent aussi dans d'autres éléments des tissus. Nous avons démontré qu'il y en a dans les fibres des tissus musculaires, qu'il y en a dans les œufs des poules soumises au traitement, qu'ils se produisent dans les tissus où l'on injecte des matériaux bacillaires. Ainsi, nous avons injecté les cadavres de bacilles très virulents sous la peau des vaches saines. Ils ont produit un foyer inflammatoire. Le contenu de ce foyer, une matière caséeuse très riche en leucocytes, était aussi très riche en matériaux antituberculeux, antitoxines, agglutinine, spécifiques, bactériolysines. Son extrait donne de bons résultats, soit comme moyen thérapeutique, soit comme moyen immunisant. Mon élève Sciallero a publié le résultat de ces recherches il y a trois ans.

D'ailleurs, depuis longtemps on reconnaît que les matériaux de défense ont leur origine dans les éléments cellulaires, et que c'est dans les cellules des tissus que l'immunisation a son point d'origine. De l'immunisation cellulaire on a parlé déjà depuis longtemps. Bouchard et Metchnikoff s'en sont occupés en France, et d'autres encore, et cela bien des années avant la dernière communication de Behring à Paris.

· Je tiens à faire bien remarquer toutes ces données-là, parce qu'il est nécessaire de bien fixer les idées à ce point de vue, pour ne point se laisser surprendre par des jeux de mots, qui ont l'air de cacher des découvertes, et qui, au contraire, enveloppent habilement des choses bien connues. Suivez-moi, je vous prie, un instant avec toute votre attention.

La production des antitoxines, des agglutinines, des bactériolysines, enfin des différentes substances spécifiques de défense envers les différents microbes pathogènes, est, vous le savez, désormais bien connue. Le procédé que la nature tient pour arriver à cette production est toujours le même.

Manipulez comme vous voulez une bactérie; c'est toujours à l'action offensive de ses poisons qu'on doit la production par l'organisme des matières défensives spécifiques.

Ils sont toujours les mêmes et doivent être toujours les mêmes, n'importe quel soit le procédé avec lequel on en provoque la production.

On peut admettre qu'une technique perfectionnée puisse les fournir dans un état de plus grande pureté et de plus grande activité. On peut expliquer et interpréter différemment le mécanisme de leur production; on peut les appeler avec des noms nouveaux, mais on ne peut plus parler aujourd'hui d'une nouvelle découverte des matières spécifiques antituberculeuses; les matières spécifiques antituberculeuses sont déjà connues depuis plusieurs années.

Cette vérité de l'existence des substances spécifiques antituberculeuses a commencé d'abord à se faire jour en France, grâce à plusieurs observateurs. Daremberg, Richet et Héricourt, Auclair, Boinet, Babès, Grancher, Ledoux, Hip-Martin, Courmont et Dor sont certainement dans leurs expériences arrivés à la production des moyens de défense antituberculeux. Ils n'ont pu réussir à les démontrer, parce que l'injection de trop fortes quantités de bacilles aux animaux en expérience, comme on pratiquait avant moi, empêchait de pouvoir donner la preuve de leur existence.

Après la démonstration que j'ai pu en donner depuis l'année 1895, une foule d'observateurs ont réussi également à obtenir ces substances. Je rappellerai en autres Marmorek, S. Arloing et Guinard, Lannelongue et Achard, lesquels, avec des procédés différents, sont pourtant arrivés aux mêmes résultats.

Les matériaux antituberculeux se trouvent dans le sang, dans le sérum du sang, dans les leucocytes, dans le lait, dans les tissus et peuvent être transportés de l'organisme qui les a produits dans un organisme nouveau.

Tous les travaux qui l'ont premièrement démontré appartiennent à moi et à mes élèves. Les dates des publications le démontrent. Il en est de même pour les méthodes de dosage. Et je tiens surtout à rappeler que le dosage a été possible en travaillant avec le cobaye sain, comme nous l'avons fait les premiers, tandis que Behring et les autres expérimentateurs ont pendant longtemps échoué, parce qu'ils prenaient comme animal d'épreuve le cobaye tuberculeux.

Et à propos du lait, je dois aussi rappeler que dans l'année 1903, mon collaborateur Figari, au Congrès de médecine de Padoue, a annoncé qu'il avait trouvé et pu démontrer

que les matériaux antituberculeux : antitoxines, agglutinines, bactériolysines passaient
dans le lait des vaches immunisées suivant
notre méthode. Les actes officiels de ce Congrès
contiennent le travail complet.

Six mois après Behring, à Vienne, est venu
nous dire qu'il croyait possible le passage
dans le lait des vaches immunisées des substances antituberculeuses.

Pour bien comprendre les termes du problème thérapeutique de la tuberculose, il faut
réfléchir aux étapes que l'infection accomplit
dans l'organisme atteint par cette maladie.

La première étape de l'infection a lieu dans
le tissu où le bacille a premièrement pénétré.
Les éléments du tissu offre au bacille la première barrière s'opposant à son invasion.

Mon élève Goggia a étudié longuement, au
point de vue expérimental, cette question
pour les bacilles injectés sous la peau, et mon
élève Tarchetti pour ceux injectés dans le poumon. Goggia, par des recherches très exactes
et très patientes, a pu constater que les bacilles, introduits dans le tissu sous-cutané en
petite quantité dans les animaux sains, y sont
détruits et que cette destruction s'accomplit
encore mieux dans les tissus des animaux
immunisés.

Tarchetti ayant injecté, à travers la paroi
thoracique des animaux, de petites quantités
de bacilles dans le poumon, réussit à voir
qu'ils y étaient de même détruits normale-
ment.

Dans cette première étape, si les énergies
défensives sont assez élevées, le bacille est
détruit et l'organisme ne s'aperçoit pas de
cette invasion. Mais si ces énergies ne sont

pas assez actives pour détruire le bacille, celui-ci se multiplie et un foyer tuberculeux est aussitôt créé. Il arrive souvent que les tissus qui l'environnent luttent avantageusement et, dans ce cas, le foyer reste isolé, circonscrit, inoffensif, et peut rester tel durant toute la vie sans témoigner sa présence.

Mais il arrive, malheureusement plus souvent, que les tissus environnants faiblissent, ne soient plus en condition de résistance, et alors l'invasion s'élargit, les bacilles se multiplient, le foyer grandit de proche en proche. Pourtant, dans un point plus éloigné, les tissus peuvent opposer une dernière barrière et, si elle est vaincue, alors l'organisme appelle toutes ses forces de résistance pour combattre la dernière lutte.

Dans ce moment-là il y a deux dangers contre lesquels il faut lutter : d'abord la diffusion des poisons tuberculeux et leur action sur les tissus de l'organisme : la toxhémie tuberculeuse en un mot.

Après, c'est l'invasion des tissus éloignés par les bacilles, c'est-à-dire l'infection bacillaire généralisée.

Contre ces deux ennemis luttent tous les éléments de l'organisme, qui, moyennant la production des moyens de défense extraordinaires, neutralisent les poisons, résistent aux bacilles, les rendent inactifs, les tuent. Tant qu'ils restent victorieux dans la lutte, nous pouvons avoir des foyers tuberculeux localisés en un endroit quelconque des tissus, tandis que la nutrition générale est bonne : on peut observer même de l'obésité. Nous trouvons souvent des sujets ayant des foyers broncho-pulmonaires très étendus et qui, pourtant, ne

présentent ni de la fièvre, ni de l'amaigrisse-
ment et se portent fort bien.

Ainsi, nous avons donc trois remparts de
défense : le premier est représenté par le
tissu où les bacilles sont pénétrés ; le deuxième
par les tissus environnants ; le troisième par
l'organisme tout entier ; quand le troisième
rempart est vaincu, alors commence la dé-
bâcle.

Chez les organismes qui luttent victorieuse-
ment, on constate, dans leur milieu organique, la présence des substances antituberculeuses. *Nous les avons cherchées, démontrées,
dosées dans leur sang. Ce sont des antitoxines,
des matières agglutinantes, des bactériolysines.*

Des sujets qui présentaient dans leurs cra-
chats des bacilles, tout en étant bien portants
et dans des conditions générales excellentes,
possédaient jusqu'à 300 unités antitoxiques
par centimètre cube de sérum de sang, avec
un degré agglutinant de 1 à 200. Ce même
sérum démontrait un pouvoir bactériolytique
sur les bacilles, et empêchait, dans une certaine mesure, le développement des cultures.

Chez des animaux infectés avec des petites
quantités de bacilles, et dont les conditions
générales, malgré l'infection, étaient bonnes,
nous avons trouvé et démontré ces mêmes
substances antituberculeuses, qui sont les
armes avec lesquelles la nature lutte contre
l'infection tuberculeuse.

Ces substances sont analogues à celles que
nous produisons chez les animaux sains et
que, dans un but thérapeutique, nous introduisons dans l'organisme de l'animal malade.

Ainsi, lorsque l'organisme n'est pas en
condition de préparer ces substances de

3

défense en quantité suffisante, nous en introduisons artificiellement des autres déjà préparées dans l'organisme d'un animal sain, et elles excitent dans le milieu organique où elles sont portées une extraordinaire production de nouvelles substances défensives. Je puis le prouver d'une façon très positive.

Si l'on injecte aux animaux, et même à l'homme, une certaine quantité très exactement mesurée d'unités antitoxiques tuberculeuses, on trouve peu de jours après qu'elles se sont extraordinairement multipliées. En rapportant le nombre d'unités antitoxiques fournies par le sérum de l'animal ou de l'homme ainsi traité, à la masse de son sang calculée d'après le poids de son corps, on trouve qu'elles se sont augmentées énormément. Pour 20,000 unités injectées nous en trouvons un million, et même deux millions.

Il en arrive ainsi pour les agglutinines et les bactériolysines. Il ne s'agit donc pas d'un simple phénomène dû au contact entre les substances antituberculeuses introduites et les agents morbides : bacilles et poisons, comme il arriverait *in vitro*. Non. Le phénomène est plus complexe. L'organisme prête et doit prêter son concours : l'action thérapeutique s'explique et se développe avec sa médiation. *Si la médiation manque, l'action curative est nulle.*

Voilà en résumé tout ce qui ressort des recherches de la première période de nos études, déjà publiées depuis quelques années. Les phénomènes de la défense naturelle et de la guérison spontanée dans la tuberculose sont illustrés par elles d'une façon harmonique, et leur connexion avec la thérapeutique spéci-

fique est mise en évidence. La thérapeutique
spécifique, comme il est évident, est une thérapeutique naturelle ; car elle confère à l'organisme les moyens naturels de défense. Il ne
s'agit donc pas de remèdes au vrai sens du
mot. On peut les appeler ainsi pour impres-
sionner l'esprit du grand public, et même
celui des médecins qui ne sont pas familiarisés
avec ce genre d'études ; mais en les appelant
des *remèdes*, on s'exprime d'une façon
inexacte. *Behring*, qui, évidemment, avec des
noms différents, travaille aujourd'hui, comme
je travaille depuis longtemps, avec des substances produites par les cellules de l'organisme réagissant contre les agents morbides
tuberculeux ; dans sa communication de l'année dernière à Paris, Behring a pourtant dé-
nommé ces substances sous le nom de *remède*,
et il nous a promis de le débiter bientôt. Heu-
reusement il s'est corrigé dans une conférence
tenue le 8 février 1906 à Berlin, dans laquelle
on lit les paroles suivantes :

« *A Paris je n'ai pas eu l'intention de parler
d'un remède curatif de la tuberculose, mais d'un
moyen qui peut agir sur les foyers tuberculeux,
de façon que leur guérison naturelle, avec l'aide
des forces naturelles de l'organisme ne soit
pas empêchée.* » (Voir Behring : *Phtisioge-
netische und phisiotherapeutische probleme*,
Marburg Selbstverlag des Verfassers, page 118,
lignes 13 à 20.)

Avec ces quelques mots qui devraient être
bien connus, Behring a finalement placé la
question dans les mêmes limites où je l'avais
placée moi-même depuis longtemps. Et certes
il a donné en outre une grande désillusion à

tous ceux qui attendaient le *remède ;* mais enfin il a rendu hommage à la vérité scientifique.

On peut introduire les matériaux antituberculeux dans l'organisme par différentes voies. Par injection sous-cutanée, par injection directe dans les foyers morbides, par l'estomac, et même par l'intestin. L'absorption par les voies digestives et l'utilisation de ces matériaux spécifiques par l'organisme est maintenant hors de doute. L'expérience directe le démontre d'une façon très claire.

Nous avons vu qu'après leur introduction par les voies digestives, paraissent dans l'organisme de nouveaux matériaux de défense en grande quantité. Le milieu gastrique n'altère pas la partie essentielle de ces substances, lesquelles trouvent ensuite dans l'organisme les compléments qui leur sont nécessaires pour développer leur action.

La voie d'introduction qui donne les meilleurs résultats avec la plus petite quantité de substances antituberculeuses est celle de la peau ; mais on peut arriver aux mêmes résultats en choisissant la voie digestive, en usant des quantités beaucoup plus considérables de matériaux.

J'ai employé dans mes recherches. expérimentales sur l'homme et les animaux les matériaux suivants :

Le sérum du sang et un extrait des leucocytes d'animaux immunisés ;

Le lait et la viande des animaux immunisés ;

Les œufs des poules immunisées ;

Tous ces moyens fournissent en différentes mesures les mêmes résultats ; c'est-à-dire qu'après leur usage on constate dans le sang des animaux et des individus traités la présence ou l'augmentation des substances antituberculeuses spécifiques.

Dans la première période de mes études j'ai employé les produits tirés des animaux traités avec la méthode annoncée à Bordeaux. J'avais appelé *antitoxine tuberculeuse* la somme des moyens actifs qu'ils contenaient, et cette antitoxine a été depuis lors largement appliquée dans la pratique, surtout sous la forme de sérum, et avec des succès incontestables entre les mains de centaines de praticiens. Je l'avais appelé *antitoxine*, parce que son contenu était représenté par des substances antitoxiques spécifiques, mais elle contenait aussi des agglutinines en quantité considérable et des bactériolysines. On a cru d'abord et prétendu qu'il s'agissait seulement d'une *antituberculine*. Non : les animaux qui la produisent sont traités avec une solution aqueuse du protoplasme bacillaire additionnée des toxines sécrétées par les bacilles dans les liquides de culture, comme je l'avais dit clairement il y a dix ans. Et les matières de défense contenaient ainsi, outre les antitoxines, des anticorps : nous l'avons démontré dans des expériences très connues, publiées depuis longtemps.

Je donne maintenant la préférence à un autre produit : la *bactériolysine*, laquelle est plus active, soit au point de vue expérimental, soit à celui *thérapeutique*, que mon ancienne *antitoxine*.

La bactériolysine est tirée des animaux traités avec le suc amicrobique des bacilles virulents vivants, additionné des toxines qui se trouvent dans les milieux de culture. On peut l'obtenir des chevaux, des veaux, des vaches : nous nous servons habituellement de la chèvre.

Voici quel est le procédé que mon assistant le docteur Figari a adopté, suivant nos indications, pour sa préparation.

On filtre les bacilles d'une culture très virulente, on les lave, puis on les soumet à la trituration dans un mortier, en ajoutant les petites quantités d'une solution alcaline, après quoi on filtre le liquide, et l'on répète la même opération sur la substance qui reste encore parfois sur le filtre. Lorsque tous les bacilles ont été ainsi épuisés, on réunit tous les liquides de filtration et on les passe au Chamberland. Le liquide qui en sort est amicrobique : il est agglutiné par le sérum des animaux immunisés. A ce liquide, qui est un véritable suc bacillaire, on ajoute un autre liquide, lui aussi amicrobique, qui contient des toxines bacillaires.

Ce dernier liquide est une solution de chlorure de sodium, où ont vécu pendant quinze jours des bacilles virulents et âgés. Ce sont des bacilles qui sont tirés des liquides habituels de culture et qui, une fois lavés, sont mis dans cette solution chlorurée. Ils y vivent et y versent leur sécrétion. On a ainsi des toxines dissoutes dans un milieu liquide qui ne contient pas de peptones ni d'autres substances toxiques.

Les deux liquides sont mélangés, concentrés à froid et réduits à unité toxique. C'est avec ce mélange, qui, je le répète, est absolument amicrobique, qu'on traite les animaux pour obtenir la bactériolysine.

Les injections aux animaux doivent être faites méthodiquement, proportionnant le dosage à la résistance personnelle de chaque animal. On ne doit jamais pousser les doses au point de produire des phénomènes fâcheux chez l'animal injecté. On espace les injections suivant la tolérance de l'animal injecté. On peut constater la présence des bactériolysines dans le milieu de l'animal injecté déjà depuis peu de jours, mais on les trouve dans une quantité considérable et utilisable, seulement après quatre à cinq mois.

Il faut éprouver chaque mois le sang des animaux injectés; y chercher et y doser les substances antituberculeuses. Enfin l'extraction des bactériolysines et leur préparation pour les applications thérapeutiques doit être faite seulement quand on a constaté que l'organisme de l'animal a élaboré complètement les substances tuberculeuses injectées.

Le sérum du sang des animaux ainsi traités, leurs globules blancs, le suc des tissus, le lait contient des bactériolysines, des agglutinines et des antitoxines. Nous avons démontré l'existence des bactériolysines *in vitro* et avec la méthode biologique.

In vitro, nous avons empêché avec elles le développement des cultures, soit en les ajoutant aux milieux nutritifs soit en faisant l'ensemencement avec des bacilles demeurés préalablement en contact avec elles. Les bacilles qui ont subi l'action de ces bactériolysines présentent les phénomènes caractéristiques de la nécrobiose.

Biologiquement nous les avons démontrées en injectant aux animaux des bacilles restés en contact avec elles, en même temps que nous injections à des animaux de contrôle les mêmes bacilles, mais qui n'avaient eu aucun

contact avec les bactériolysines : les premières
résistaient, tandis que les témoins succom-
baient. Les injections étaient toutes pratiquées par la voie endoveineuse.

Ces bactériolysines injectées préalablement
aux animaux les rendent réfractaires à l'injection endoveineuse de cultures virulentes.
Parmi les animaux qui ont été l'objet d'expériences, je rappellerai deux ânes qui, à cause
des circonstances dans lesquelles a lieu l'expérience, méritent une mention spéciale.

Ces deux animaux, ayant été traités préalablement par l'injection des bactériolysines,
ont été, en même temps que deux témoins,
inoculés par voie endoveineuse d'une même
culture virulente de tuberculose. Les animaux
témoins ont succombé dans l'espace de qua-
rante-quatre à cinquante jours, et l'autopsie
a démontré une tuberculose généralisée. Les
autres ont résisté, et voyant qu'après six mois
ils se portaient toujours bien, nous leur avons
fait une seconde injection de culture virulente
endoveineuse.

Six mois après la seconde injection, comme
ces animaux continuaient à se bien porter, le
18 décembre 1905 ils furent abattus, et leur
nécroscopie fut exécutée en présence entre
autre de M. Guinard, directeur du sanatorium
de Bligny près de Paris, qui avait visité mes
laboratoires. La nécroscopie a été faite par le
docteur Fabris, professeur d'anatomie patho-
logique à la Faculté médicale de Gênes. On a
trouvé nulle trace de tuberculose.

Et à ce propos, je mentionnerai encore deux
singes qui, après le traitement par la bactériolysine, ont reçu la tuberculose dans les veines
il y a deux ans. Ils sont toujours vivants et

bien portants, tandis que les témoins sont morts trente-cinq à quarante-cinq jours après l'inoculation.

A propos d'expériences sur les animaux avec l'injection de bacilles virulents pour contrôler l'immunisation, il faut faire bien attention à *la quantité* des bacilles qu'on injecte. Autrefois on injectait sans aucune mesure. On prétendait que l'immunisation fût capable d'enrayer absolument la bacillose. C'est justement pour cela que toutes les expériences échouaient et que beaucoup d'expériences échouent encore aujourd'hui !

Il faut se limiter à la plus petite quantité possible de bacilles suffisante à tuer l'animal en 30-50 jours ; il faut, au moyen de plusieurs expériences préalables, s'assurer chaque fois de cette quantité, parce que les cultures n'ont pas toujours la même virulence. On ne doit pas oublier que nos travaux doivent toujours viser l'homme et que jamais dans l'organisme humain il ne pénètre en même temps une aussi forte quantité de bacilles comme celle qu'on injecte aux animaux, lorsqu'ils sont inoculés avec la plus petite dose de culture capable de leur donner la mort.

J'insiste depuis longtemps sur ce point, et je vois que peu à peu plusieurs expérimentateurs s'en sont persuadés. Friedmann tout récemment écrivait : « Maragliano bien à raison insiste sur la grande différence qui existe entre l'infection naturelle de l'homme et celle expérimentale du cobaye. »

Les agglutinines se trouvent aussi en quantités considérables dans le sérum des animaux ainsi immunisés. On trouve souvent des pouvoirs agglutinants de 1 à 2,000 et même supérieurs. La présence des agglutinines a été, vous savez, considérée comme une preuve de la présence des matériaux·de défense spéci-fiques.

. Les recherches que nous avons pratiquées à ce propos nous autorisent à partager cette opinion. Le fait est vrai; il peut y avoir quel-ques exceptions, mais moins fréquentes, de ce qu'on pourrait penser en lisant ce qu'il en a été écrit par plusieurs auteurs. Ça dépend souvent de la technique suivie, et quelquefois d'une fausse interprétation des résultats obtenus. Par exemple, un sérum peut être très riche en agglutinine, pauvre en antitoxines; et comme les agglutinines ne défendent pas contre les toxines, il arrive que des sujets riches en agglutinines peuvent être tués quand même par une toxhémie tuberculeuse.

Il y a un point qui n'a pas encore été suffisamment considéré et qui mérite de l'être. On cherche toujours de trouver des moyens capables de tuer le bacille, mais on oublie souvent que les bacilles morts tuent tout aussi bien que les bacilles vivants. Tuer les bacilles, les empêcher de se reproduire est certainement une chose très utile, mais dans un organisme déjà en proie à de nombreuses colonies bacil-laires, après avoir tué les bacilles, si nous ne sommes pas en état de neutraliser leur poisons, nous n'aurons rien obtenu au point de vue curatif.

La bactériolysine contient aussi des anti-toxines spécifiques ; on arrive à obtenir 1,000 unités antitoxiques par centimètre cube.

La bactériolysine introduite dans l'organisme animal y détermine la production de nouveaux matériaux de défense. En même

temps on observe une leucocytose symptoma-
tique.

Donc la bactériolysine est aussi antitoxique,
elle explique son action bienfaisante en même
temps sur les bacilles et sur leurs poisons ;
elle réalise les conditions nécessaires pour une
thérapeutique vraiment scientifique de la
tuberculose.

Par exemple en injectant à un homme 4 cen-
timètres cubes de sérum bactériolytique,
contenant 6,000 unités agglutinantes par centimètre cube, c'est-à-dire 24,000 unités agglutinantes, on trouve que 48 heures après il se
trouve dans son sang 450,000 unités agglutinantes, tendis qu'il n'y en avait aucune avant
l'injection.

Si l'on pense que ce chiffre doit être mis en
rapport avec le poids du corps, on doit en
conclure qu'il est encore au-dessous du vrai,
car certainement les tissus et les autres humeurs de l'organisme en sont également riches.

La même chose arrive chez le lapin.

On obtient aussi la *bactériolysine* en injectant, sous la peau des animaux, comme je l'ai
déjà dit, des cadavres de bacilles lavés et desséchés. Dans la matière caséeuse qui se produit
dans les foyers inflammatoires qui se forment
à la suite de ces injections, on trouve, en
quantités considérables, de la bactériolysine.

Pour le moment, le moyen répondant le
mieux aux besoins de la pratique, consiste
dans l'introduction de la bactériolysine dans
l'organisme, dissoute dans le sang de l'animal
traité. Le sérum qu'on emploie doit avoir
1,000 unités antitoxiques par centimètre cube
et 6,000 unités agglutinantes.

On peut aussi l'introduire, par les voies digestives, sous la forme d'une solution de sang
provenant de l'animal traité, ou bien encore
avec son lait ou sa viande.

Les moyens antituberculeux que nous pos-
sédons sont-ils capables d'entraver la marche
de la tuberculose chez les animaux qui en
sont déjà atteints, ainsi que chez l'homme, et
peuvent-ils les guérir?

Voilà une question qu'il est maintenant nécessaire de nous poser.

Au point de vue scientifique absolu, il n'y a
aucun doute sur la réponse, puisque nous
pouvons introduire dans le milieu organique
des bactériolysines et des antitoxines. Mais à
cette question s'attache un problème dont la
solution n'est pas aussi simple. Dans tout état
morbide, l'issue des efforts thérapeutiques est
liée à deux ordres de facteurs : la puissance
des moyens curatifs employés d'un côté, et, de
l'autre, le concours favorable de l'organisme.

Un de ces deux facteurs ne suffit pas à donner la guérison d'aucune maladie et tant soit
moins de la tuberculose, ils sont nécessaires
tous les deux.

L'un, le moyen curatif antituberculeux, est
constant, l'autre, représenté par le concours
de l'organisme, est variable et il faut l'évaluer
chaque fois.

Le problème, vous le voyez, devient plus
complexe ; du laboratoire il passe à la clinique
et seulement les cliniciens peuvent le ré-
soudre.

Les expériences thérapeutiques chez les animaux ont une valeur souvent très discutable.
D'une part, le concours de l'organisme est très
différent chez eux et chez l'homme, et de

l'autre, les conditions de l'organisme animal qui a été infecté expérimentalement, sont bien différentes de celles de l'homme tuberculeux. La tuberculose est introduite par nous dans l'animal en plein état de santé et de résistance, que nous vaincrons par la quantité des bacilles injectés. L'homme, au contraire, devient spontanément tuberculeux quand la résistance de ses tissus est déjà amoindrie. Des tissus en pleine condition de résistance ne seraient vaincus par de très petites quantités de bacilles pénétrant chez eux accidentellement.

Les savants qui vivent exclusivement dans les laboratoires prétendent juger la valeur thérapeutique d'un procédé curatif antituberculeux d'après ses résultats dans le traitement des animaux rendus tuberculeux. Le clinicien doit rester presque indifférent vis-à-vis de pareils succès, parce qu'un moyen réussissant chez le cobaye ou le lapin peut très bien échouer chez l'homme.

Naturellement, j'ai aussi recherché la valeur de ces substances antituberculeuses dans la tuberculose expérimentale. Chez le cobaye et le lapin si l'on commence le traitement peu de jours après l'infection (par exemple cinq-dix jours) on peut le sauver, tandis que la même quantité de bacilles tue les animaux non traités. Si l'on commence le traitement plus tard, quand la tuberculose évolue chez lui, les probabilités de guérison diminuent de plus en plus et deviennent nulles.

Si l'on infecte la plèvre d'un cobaye avec une culture de tuberculose humaine très virulente, il se développe une pleurésie tuberculeuse exsudative suivie d'une diffusion de la tuberculose à tout son organisme ; si, au contraire, aussitôt que la pleurésie s'est déclarée on injecte dans la plèvre la bactériolysine, on voit l'animal guérir, tandis que les témoins succombent.

Le hasard nous a permis de traiter et de guérir avec la bactériolysine un singe tuberculeux, qui appartenait à une ménagerie. L'animal, qui avait de la fièvre, qui a maigri et qui toussait, présentait toutes les marques d'une tuberculose pulmonaire destructive. La fièvre est tombée, la toux a cessé, le poids qui au début du traitement était de 5 kilogr., après 45 jours avait augmenté de 1 kilogr. et demi ; augmentation bien considérable vu le poids initial. Abattu au bout de cinq mois, l'autopsie démontra les traces d'une tuberculose guérie.

Des fragments du poumon des plèvres et des ganglions mésentériques ayant été injectés au cobaye aucune tuberculose ne se développa. D'autres singes depuis lors infectés de tuberculose et traités ensuite par la bactériolysine sont guéris, tandis que les témoins sont morts. Je vous signale comme particulièrement intéressantes les expériences sur le traitement de tuberculoses locales : MARZAGALLI, mon chef de laboratoire, après avoir, chez des cobayes, inoculé la tuberculose à l'aine, traita ces animaux à des périodes plus ou moins avancées de l'infection. Il a eu des résultats très démonstratifs au moyen des traitements précoces ; plus tard, quand la tuberculose était en voie d'évolution, on avait des améliorations, mais pas de guérison. Mon assistant GHÉDINI a produit expérimentalement chez les lapins une tuberculose articulaire ; en appliquant ensuite le traitement local avec les injections de bactériolysine, les résultats ont été frappants. Tandis que chez les lapins témoins la tuberculose a évolué comme d'habitude, elle a été enrayée chez les lapins traités, l'examen local des tissus a démontré l'arrêt complet, la régression et la guérison des foyers tuberculeux.

J'ai donc des données thérapeutiques bien importantes pour les animaux ; pourtant elles ne m'enthousiasment pas : je tiens plus aux résultats obtenus sur mes malades !

Je commencerai donc par les tuberculoses locales, où le problème thérapeutique se présente d'une façon plus simple.

Une série de sujets présentant des infections tuberculeuses des os et des articulations ont suivi le traitement avec l'injection de bactériolysine dans les foyers morbides. Les résultats ont été aussi frappants, au point de vue des conditions locales et générales.

On a traité aussi directement avec la bactériolysine des lymphadénites tuberculeuses, aussi, avec de bons résultats. Ces traitements ont été exécutés dans le service de polyclinique, et c'est le professeur Dario Maragliano, chirurgien attaché à ma clinique, qui les a conduits. Des cas semblables m'ont été rapportés aussi par différents médecins. M. le docteur Ricci a publié des cas d'adénopathie tuberculeuse soignés avec le traitement général et local de la bactériolysine. Dans les tuberculoses locales, on doit lutter avec une tuberculose ordinairement pure, tandis que le facteur organique se présente dans ces conditions plus favorable que dans les cas de tuberculose localisée dans les organes importants.

Jusqu'ici, c'est seulement avec la tuberculose que nous avons lutté sur un terrain favorable, et les moyens antituberculeux spécifiques employés font preuve d'une action thérapeutique hors de doute et très démonstrative.

Dans la tuberculose des séreuses (péritoine et plèvre) la question se présente déjà plus compliquée, quoiqu'il s'agit encore de tuberculose pure. Le facteur organique prête ordinairement un concours très limité : pourtant, le traitement spécifique donne de bons résultats.

L'injection directe de bactériolysine dans le péritoine et dans la plèvre donne ordinairement des résultats très bons ; après quelques jours, on voit la fièvre tomber progressivement, les exsudations disparaître, les forces se relever et l'on obtient bien souvent la guérison.

Dans la tuberculose du poumon, le problème est beaucoup plus compliqué, car il s'agit d'une tuberculose ouverte. Il s'agit souvent d'une tuberculose associée à d'autres infections microbiennes sur l'importance desquelles, dans la pathologie de la tuberculose, j'ai le premier appelé l'attention. Il s'agit, en outre, d'une tuberculose localisée dans des organes qui fonctionnent toujours et dont l'importance est capitale pour la vie.

Il s'agit d'une tuberculose qui peut rester longuement cachée et ne se rendre évidente qu'alors que les altérations du tissu et la toxhémie sont très avancées. Il s'agit enfin d'une tuberculose pour laquelle souvent on réclame l'attention et les soins du médecin lorsqu'elle se trouve déjà associée à d'autres infections, à une maladie pulmonaire due à

différents microbes, avec une toxhémie bacïl-
laire mixte et une dystrophie organique pro-
noncée.

Dans ces conditions il manque d'abord à la
thérapeutique spécifique le facteur organique
personnel, nécessaire à l'explication de son
action bienfaisante, tandis que d'un autre
côté son action spécifique ne suffit plus à
vaincre cette situation morbide complexe due
à différentes infections, contre lesquelles elle
n'a par elle-même aucun pouvoir.

Vous voyez donc que vis-à-vis de cette maladie pulmonaire qu'on appelle la *tuberculose du
poumon*, mais qui effectivement ne peut être
envisagée comme une tuberculose dans le
vrai sens du mot, nous ne pouvons parler
d'une médication spécifique, découverte ou à
découvrir, mais seulement d'un traitement
dans lequel la thérapeutique spécifique peut
encore éventuellement, de son côté et seulement pour ce qui la regarde, jouer son
rôle.

Il y a certainement une tuberculose du poumon dans laquelle on peut sérieusement parler de thérapeutique spécifique : elle n'est pas
malheureusement encore la tuberculose pulmonaire pour les praticiens d'aujourd'hui ;
elle le sera, nous l'espérons, pour ceux de
demain.

Je parle de la tuberculose qui n'a pas encore
déterminé des foyers inflammatoires dans les
tissus des voies respiratoires, et qui, par con-
séquent, n'est pas encore accompagnée d'aucun des phénomènes physiques locaux qui,
suivant des traditions scolastiques, doivent la
caractériser : j'entends dire la tuberculose qui
n'a pas encore donné des bacilles dans les cra-

chats, et qui, souvent, n'est accompagnée ni de toux, ni d'expectoration.

J'ai tracé rapidement ce tableau des maladies pulmonaires créées à l'origine par la tuberculose, pour vous faire remarquer avec quelle prudence il faut peser la valeur des signes spécifiques pour éviter l'erreur qui a été commise jusqu'ici par de grands maîtres, en demandant un moyen de soigner et de guérir ces entités morbides complexes des poumons, et en condamnant tous les moyens qui n'y arrivent pas. C'est une erreur qui a eu déjà et qui aura toujours de graves conséquences pour l'humanité, car avec de pareils critériums on devrait condamner toujours comme inutiles les moyens curatifs qui, employés au bon moment, auraient pu sauver bien des existences?

Et maintenant je vous dirai tout ce que j'ai observé en quatorze ans chez les malades de tuberculose pulmonaire : je dis quatorze ans, puisque c'est en 1892 que j'ai entrepris l'application à la thérapeutique des moyens spécifiques dans ma clinique. J'en ai parlé, il est vrai, seulement en 1895, mais naturellement je ne pouvais le faire qu'après avoir acquis l'expérience nécessaire. Il n'est pas permis sérieusement de faire autrement, et l'on ne pourrait pardonner à un clinicien de parler d'un traitement avant d'en avoir expérimenté la valeur pendant quelque temps.

Les applications thérapeutiques ont été faites d'abord avec mon *antitoxine* dont je vous ai parlé tout à l'heure. Aujourd'hui, je me sers de la bactériolysine, qui, comme je vous ai dit, contient en plus grande quantité les anticorps et qui est plus active.

Je l'ai essayée dans toutes les formes de maladies pulmonaires d'origine tuberculeuse, en commençant par les plus simples, pour arriver aux plus graves. J'ai vu d'abord qu'on peut obtenir des guérisons complètes et durables dans ces tuberculoses du poumon chez lesquelles, ce que j'ai appelé le second et le troisième rempart de défense est encore intact, c'est-à-dire dans le cas où le tissu pulmonaire empêche au foyer morbide de s'élargir, et l'organisme n'est pas encore entré dans le cycle morbide ; ceux, enfin, chez lesquels la tuberculose est nettement localisée, sans aucun phénomène de toxhémie. Il faut absolument que toutes ces conditions soient réalisées, parce qu'on se trompe grossièrement en prétendant juger l'extension d'un foyer morbide du poumon d'après les données de la percussion et de l'auscultation. Les autopsies et même la radioscopie démontrent comme il est facile de se tromper.

Je vous ai dit que ces succès peuvent être complets et durables, parce que j'ai pu suivre plusieurs malades pendant longtemps, quelques-uns pendant douze ans, et un depuis treize ans. Les résultats sont souvent complets, on pourrait même dire toujours complets et absolus quand on pratique le traitement sur des sujets sur lesquels on arrive à diagnostiquer la tuberculose pendant qu'elle est latente.

Je me passe naturellement de parler de toutes les questions qui se rattachent au diagnostic de la tuberculose latente, cela nous conduirait trop loin. D'ailleurs, je m'en suis occupé en une série de publications dans lesquelles j'ai communiqué plusieurs recherches de laboratoire qui peuvent nous aider dans la recherche de ces formes de tuberculose.

. Les succès dont je parle sont et doivent être naturellement caractérisés par la *restitutio ad integrum*, c'est-à-dire par la disparition durable de tous les phénomènes morbides généraux et locaux. Et pour tout ce qui regarde les phénomènes locaux, il ne faut point donner de l'importance à ces matités provenant des foyers de sclérose, et qui ne sont accompagnées ni de râles, ni d'autres phénomènes actifs.

Mais, devant ces guérisons, il y a l'éternelle objection des sceptiques qui les rattachent à la guérison spontanée et pas au traitement employé.

Oui, une guérison spontanée est toujours possible, et l'objection, au point de vue théorique, est parfaitement fondée. Malheureusement la guérison spontanée n'est point la règle. S'il en était autrement, la mortalité par la tuberculose serait nulle, car toute tuberculose a un commencement, et si la tuberculose débutante guérissait toujours spontanément, il n'y aurait plus de tubercu'eux. En outre, les individus qui appartiennent aux classes riches de la société guériraient toujours spontanément, puisqu'ils vivent dans des conditions les plus favorables.

. Mais, lorsque nous voyons des ouvriers qui ont continué leur vie de travail, qui n'ont pas changé leur milieu et leurs habitudes, nous devons admettre que ce traitement sert à quelque chose.

Et d'ailleurs, on doit songer que dans le traitement antituberculeux nous avons les raisons scientifiques de son action bienfaisante.

Les études que j'ai rappelées tout à l'heure nous ont démontré que, durant le procédé de guérison spontanée, il se trouve dans le milieu organique les mêmes matériaux de défense que nous introduisons dans l'organisme des malades pour y éveiller la production de ces mêmes matériaux.

Lorsque nous ne trouvons pas dans le sang d'un malade les substances défensives ou seulement en faible quantité et avec le traitement, nous voyons paraître ou augmenter les matériaux antituberculeux, tandis que l'état général s'améliore progressivement, nous avons la raison clinique et scientifique pour croire que le traitement a dû servir à quelque chose.

Voyons maintenant ce qui arrive dans les organismes dont le deuxième rempart a été vaincu et chez lesquels l'infection envahit de proche en proche le poumon, et dans ceux encore qui, battus ainsi au troisième rempart de défense, sont envahis par l'infection et l'intoxication.

On peut aussi, parmi ces malades, compter aussi quelques bénéfices. Ces bénéfices ne sont pas proportionnés à l'extension des lésions locales, mais aux conditions de résistance personnelle. Le résultat dépend de l'activité que l'organisme est capable de développer grâce à l'intervention des moyens spécifiques.

Ainsi, il y a des malades chez qui l'on peut arriver à enrayer encore complètement ou partiellement les phénomènes morbides qui sont en relation (bien entendu) avec l'infection et l'intoxication tuberculeuse.

Les phénomènes de toxhémie sont ceux qu'on arrive le plus facilement à vaincre.

Si la fièvre est due à l'intoxication tubercu-

leuse, on la voit disparaître. Mais le retour à
la température normale s'accomplit peu à peu ;
on y arrive par dixième de degré.

Les sueurs, les phénomènes dystrophiques
disparaissent aussi, tandis que les phénomènes
morbides du poumon sont les plus rebelles.
Les foyers récents ressentent plus que les
anciens un traitement. Bien des fois, pourtant,
il arrive qu'avec les marques d'une excellente
santé générale, les symptômes de foyers per-
sistent.

Cette persistance est souvent due à d'autres
microbes qui maintiennent actifs les foyers
bronchopneumoniques ; on y trouve des diplo-
coques, des streptocoques, des staphylocoques.

Il y a aussi des bacilles de Koch qui leur
ont préparé le terrain ; mais tandis que les
autres tissus de l'organisme donnent leur
concours à la réaction curative, on doit rete-
nir que le tissu pulmonaire profondément
troublé dans sa nutrition n'est plus capable de
donner le sien.

En somme, on peut arriver chez ces pulmonaires à obtenir des bénéfices, mais seulement
au détail. Il y a comme une sélection dans
l'action de ces moyens : peut-être ils arrivent
à vaincre les phénomènes qui dérivent de la
tuberculose à elle seule ; naturellement ils
sont impuissants contre les conséquences des
autres sources d'infection et d'intoxication.

Et il ne faut pas oublier aussi les conséquences d'une autre source d'intoxication,
c'est-à-dire les substances qui proviennent des
éléments des tissus, lesquels, comme conséquence de ces intoxications microbiennes
multiples, entrent en nécrobiose. On peut par-
venir aussi quelquefois à des guérisons com-

plètes et durables chez des malades avancés ;
ce sont alors des malades chez qui peut-être
la tuberculose était elle seule coupable de tous
les phénomènes morbides et chez lesquels
l'action des moyens spécifiques réussit à maîtriser la situation. En pareils cas, on voit toujours avec l'amélioration progressive paraître
et augmenter progressivement dans le sang
les matériaux de défense. Des cas aussi heu-
reux naturellement ne sont pas fréquents : ce
sont des cas pour lesquels les médecins rai-
sonnables n'ont le droit ni de prétendre, ni de
demander des guérisons et des succès.

Dans ces derniers temps j'ai commencé à
porter directement la bactériolysine dans les
foyers morbides du poumon. L'injection est
faite directement à travers les parois thora-
ciques, on pénètre dans le poumon au point
où l'examen physique et mieux l'examen ra-
dioscopique démontre le foyer. La manœuvre
est complètement innocente ; les résultats ont
été dans plusieurs cas frappants. Et la chose
est très logique.

Je l'ai appliqué dans des cas, chez lesquels
l'injection de la bactériolysine sous la peau, ou
son introduction par les voies digestives,
n'avaient pas réussi à maîtriser les foyers pulmonaires, malgré l'action favorable déployée
contre les phénomènes toxhémiques et dystrophiques.

Quelle que soit la voie qu'on choisit pour introduire la bactériolysine dans l'organisme,
je peux vous assurer qu'elle est absolument
innocente. Ces moyens ont une expérience
désormais déjà longue, et ni dans mes mains,
ni dans les mains des nombreux médecins qui
les ont employés, n'ont jamais donné aucun

accident fâcheux. Si on l'use sous la forme de sérum en injection, on n'a rien de plus de tout ce qu'on peut avoir, à ce point de vue, de tous les sérums qu'on emploie dans les différentes maladies infectieuses.

Je ne vous ai pas donné des chiffres statistiques jusqu'à présent. Si vous voulez, je vous en donnerai, mais je suis convaincu, je l'avoue, que les statistiques ne suffisent pas pour apprécier la valeur d'un traitement quelconque, dans n'importe quelle maladie.

Pour se faire une conviction, chaque médecin doit suivre lui même le traitement chez les différents malades.

Cependant voilà mes statistiques :

Les statistiques que je vous présente sont des statistiques tout à fait personnelles et regardent deux périodes : une période qui va de 1895 à 1900, une autre qui va de 1900 à 1905.

De 1895 à 1900 : 643 cas.

Lésions destructives avec cavernes : 93. — guéris 1; améliorés 41; stationnaires 34; morts 17.

Lésions destructives sans cavernes : 85. — Guéris 9; améliorés 45; stationnaires 21 ; morts 7.

Lésions diffuses avec fièvre : 104. — Guéris 7; améliorés 55; stationnaires 32; morts 10.

Lésions diffuses sans fièvre : 96. — Guéris 4; améliorés 60; stationnaires 22; mort 0.

Lésions circonscrites avec fièvre : 108. — Guéris 40 ; améliorés 68 ; stationnaires 6 ; mort 0.

Lésions circonscrites sans fièvre : 167. — Guéris 112 ; améliorés 45 ; stationnaires 10 ; mort 0.

De 1900 à 1905 : 521 cas.

Lésions destructives et cavernes : 69. — Guéris 2 ; améliorés 29 ; stationnaires 23 ; empirés 8 ; morts 7.

Lésions destructives sans cavernes : 79. — Guéris 8 ; améliorés 34 ; stationnaires 26 ; empirés 9 ; morts 2.

Broncho-pneumonies diffuses et fièvre : 102. — Guéris 12 ; améliorés 64 ; stationnaires 24 ; empiré 2 ; mort 0.

Broncho-pneumonies diffuses sans fièvre : 105. — Guéris 22 ; améliorés 65 ; stationnaires 18 ; empirés 0 ; morts 0.

Broncho-pneumonies circonscrites avec fièvre : 83. — Guéris 28 ; améliorés 50 ; stationnaires 5 ; empiré 0 ; mort 0.

Broncho-pneumonies circonscrites sans fièvre : 83. — Guéris 33 ; améliorés 46 ; stationnaires 2 ; empiré 0 ; mort 0.

Ces statistiques ne représentent certainement qu'un petit nombre de malades traités avec les moyens préconisés par ma méthode. Je crois aujourd'hui que le nombre des malades ainsi traités est de vingt mille, mais, naturellement, je ne parle que des malades qu'on a vus dans les services de la clinique de la Faculté de Gênes.

Je répète qu'à mon avis, dans cette question, les statistiques ont une valeur très limitée, parce que les résultats, dans chaque cas, dépendent des conditions individuelles des malades,

Mais j'ajouterai quelque chose de plus éloquent que les statistiques. Ces moyens spécifiques de thérapeutique antituberculeuse résistent déjà depuis douze ans à l'épreuve de la grande pratique, et l'on continue à les appliquer au traitement de la tuberculose.

Les positions que les praticiens ont prises envers ces substances sont différentes.

Il y a une quantité de médecins qui ont été toujours d'abord méfiants, qui ne les ont jamais usées, qui ne les useront jamais. Il y en a d'autres qui les ayant essayées chez des malades dont on ne pouvait rien espérer, se sont formé leur conviction sur ces cas, étant persuadés que ces moyens de cure ne servent à rien.

Ils ont à leur point de vue parfaitement raison : quand on prétend guérir des malades avec les poumons ravagés on n'obtient jamais rien.

Cette catégorie de médecins est la plus nombreuse. Chaque fois qu'une substance curative est annoncée, ils l'appliquent tout de suite à leurs malades les plus graves. Les autres qui ne sont pas encore graves, ils les soignent avec les méthodes qui leur sont propres. Chacun en a une, et il attend qu'ils deviennent plus graves, pour expérimenter aussi chez eux la vertu de la nouvelle substance.

C'est ainsi que la plus grande partie des médecins arrivent à donner du discrédit à toutes les nouvelles médications de la tuberculose. Cela arrive surtout quand on traite des malades dans les hôpitaux ou dans des sanatoria. Il s'agit de malades déjà avancés mais qui trompent les médecins peu éclairés.

Il y a enfin une troisième catégorie, celle des médecins prudents, qui essayent avec conscience et restent dans les limites tracées par les auteurs et n'ont pas la prétention de guérir des tuberculoses en évolution. Cette catégorie de médecins applique les médications antituberculeuses depuis bien des années avec confiance et avec conviction. Les publications qui concernent cette médication sont déjà nombreuses ; il y a des médecins pour lesquels elle est devenue la méthode officielle du traitement, surtout dans les tuberculoses des poumons, soit pour obtenir des succès complets chez les malades qui sont en cas de les avoir, soit comme moyèn utile pour combattre chez les autres quelques-uns des phénomènes qui sont susceptibles d'être combattus. Je crois que cette persistance, qui dure et augmente depuis bien des années et qui est toujours croissante, doit valoir quelque chose.

En conclusion, les données scientifiques d'abord, ensuite les données de l'expérience clinique, autorisent à dire que les matériaux spécifiques qu'on peut tirer des animaux traités avec les procédés immunisants ont la puissance de donner à l'organisme malade des énergies extraordinaires pour lutter avec succès contre la tuberculose et la vaincrè.

N'oubliez pas, n'oubliez jamais qu'en ce qui concerne les poumons, il faut distinguer la tuberculose à elle seule des maladies pulmonaires compliquées et avancées qui ont une origine tuberculeuse. N'oubliez pas que cette distinction est nécessaire pour comprendre les résultats différents dans les différents cas, pour les apprécier convenablement.

Le jour où la nécessité de cette distinction aura pénétré dans l'esprit et dans la conscience des médecins, on aura gagné la bataille plus importante pour la lutte contre la tuberculose, car aujourd'hui il ne s'agit plus de chercher des méthodes et des moyens spécifiques, mais de comprendre et de bien arrêter tout ce qu'on peut leur demander raisonnablement.

Si maintenant, Messieurs et chers Collègues, vous voulez donner un coup d'œil d'ensemble sur mes recherches, vous trouverez qu'elles viennent de créer un ensemble organique des connaissances sur les procédés naturels de guérison de la tuberculose.

Il ressort de mes travaux :

Que la lutte endorganique contre la tuberculose vient de s'accomplir avec une série des moyens antituberculeux que l'organisme produit pour se défendre de l'agression tuberculeuse.

L'organisme des malades peut les produire par lui-même : on peut l'aider en introduisant chez lui ces substances défensives, fabriquées préalablement par l'organisme d'un animal sain.

Voilà en peu de mots résumés les résultats du laboratoire et les résultats cliniques; j'ai montré les procédés suivis par moi, et rien ne reste caché de tout ce que j'ai fait jusqu'à ce jour.

Les moyens spécifiques antituberculeux existent, oui, et nous les avons démontrés. C'est là une vérité qui est la conséquence directe des premières vérités scientifiques que Pasteur a révélées sur l'immunisation, des découvertes de Villemin et de Koch, qu'une foule de travailleurs ont poursuivies pendant bien des années.

Nulle part qu'en France les esprits les plus élevés, les expérimentateurs les plus distingués, n'ont donné tant d'activité, de temps, d'énergie, pour arriver à cette victoire à laquelle bien des travailleurs lyonnais, Arloing surtout, ont contribué. Cette victoire, aujourd'hui, ne doit pas être considérée comme la victoire d'une école, ni d'un homme, mais comme une victoire de la science mondiale qui y est arrivée grâce à l'utilisation collective des énergies de ses pionniers.

Messieurs, nous devons poursuivre une autre victoire : nous devons arriver à la thérapeutique prophylactique de la tuberculose chez l'homme, comme on y est arrivé pour la variole et pour d'autres maladies infectieuses.

Il n'est pas certainement le moment de faire l'histoire critique de l'immunisation contre la tuberculose. Je me bornerai à rappeler que j'ai annoncé clairement, à Bordeaux en 1895, avoir réussi à immuniser les animaux contre la tuberculose (comme il résulte de ma communication qu'on lit à la page 1080 des comptes rendus du Congrès).

Après 1895 j'ai poursuivi mes études, et j'ai toujours insisté et démontré qu'on pouvait immuniser les animaux en se servant des matériaux bacillaires morts. *Behring* a parlé de l'immunisation des animaux, longtemps après moi, pour la première fois le 12 décembre 1901 à *Stockholm* et à propos des bovidés.

A cette époque il avait employé un vaccin préparé avec des bacilles vivants, et il avait même reçu un prix pour son « Bovovaccin ».

En 1903 (deux ans après) il en a préparé un

autre, en déclarant que celui qui remontait à 1901 était même dangereux.

Toutefois il répétait encore qu'il était nécessaire d'employer un vaccin vivant, capable de se multiplier dans l'organisme.

Enfin, l'année dernière, à Paris, il a proclamé qu'on pouvait renoncer à introduire dans l'organisme des bacilles vivants dans un but d'immunisation.

En concluant, en 1903, il est arrivé, en opposition avec ses premières convictions, au même point où j'étais arrivé plusieurs années avant, comme il ressort de toutes mes publications qui démontrent que mes études ont été toujours poursuivies dans la même voie. Difficilement je change de route, puisque j'ai l'habitude de bien réfléchir avant d'en prendre une.

Je vous prie de ne pas m'en vouloir si je fais une autre réclamation de priorité. Je vous l'ai déjà dit, je réclame ici parce que c'est ici, en France, que j'attends la justice.

Après les animaux, je me suis occupé de l'homme. Le 30 octobre 1903, j'ai annoncé, au *Congrès italien de médecine à Padoue*, que j'avais commencé à vacciner l'homme contre la tuberculose dans un but prophylactique ; j'en ai écrit les modalités, j'ai dit quelle était la composition de mon vaccin. J'ai appliqué, parallèlement, la même méthode sur l'homme et sur les animaux auxquels, pour contrôler l'immunisation, on injectait après des bacilles virulents qui tuent les témoins, et j'ai étudié les modifications qui arrivaient dans le milieu organique de ces animaux qui démontraient être bien immunisés.

J'ai trouvé les mêmes modifications dans le

milieu organique des enfants vaccinés et j'ai
conclu, par analogie, qu'on avait des données
scientifiques pour conclure que ces enfants
étaient réellement vaccinés.

Voilà un aperçu de tout ce qui ressort de
mes publications de 1903 jusqu'à aujourd'hui.

Parce que j'ai continué avec mes collabora-
teurs, entre lesquels je rappelle MM. Marzagalli, Barlocco, Goggia, Ghedini et Lanza, à
vacciner les enfants et les animaux et à répé-
ter les mêmes recherches comparées dans leur
milieu organique.

Jusqu'à ce moment, aucuns des enfants vaccinés (généralement tous des enfants chétifs,
issus de familles de tuberculeux) n'ont pré-
senté des phénomènes tuberculeux et leur état
général est très satisfaisant et certainement
meilleur qu'avant la vaccination.

Ils possèdent encore, dans leur sang, les
moyens de défense qui se sont produits après
la vaccination.

Nous pratiquons la vaccination au bras et,
d'après la méthode jennérienne : habituellement, on fait aussi trois piqûres. Chaque inoculation détermine une petite pustule durcie
à sa base. On observe une poussée de fièvre
qui dure de deux à trois jours, avec engorge-
ment des ganglions lymphatiques de l'aisselle.
Après, tout rentre dans l'ordre et il reste seulement une petite ulcération qui se cicatrise
en très peu de jours.

Maintenant, je suis à même de vous assurer
que ces vaccinations sont complètement inof-
fensives.

Les matériaux avec lesquels elles sont faites
viennent des cadavres des bacilles. Il s'agit de
bacilles qui n'ont pas d'histoire et un arbre

généalogique, comme ceux que Behring nous
annonce avoir employés pour son « Bovovaccin ». Les miens n'ont rien d'historique,
ni de mystérieux : ce sont de méchants et
vulgaires bacilles humains élevés au plus haut
degré de virulence. C'est des cadavres de
ces bacilles que je tire mon matériel de vaccination antituberculeuse. Peut-être, tout cela
est trop simple, il n'y a rien qui frappe l'ima-
gination ; mais, Messieurs, je vous assure,
c'est la vérité.

Imp. Réunies, Delaroche et Schneider, Lyon.